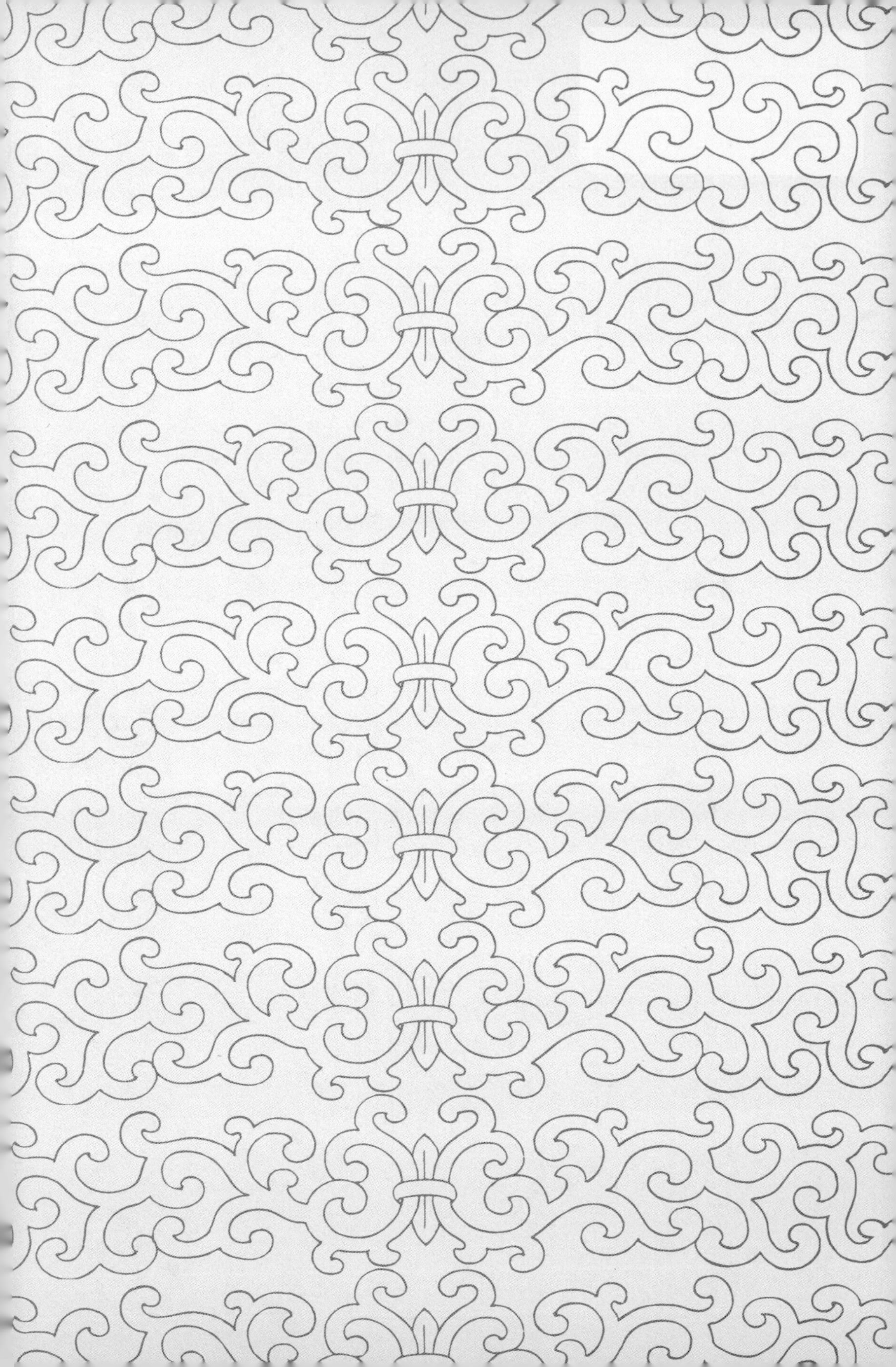

醫道傳承叢書

干祖望 名譽總主編
王心遠 總主編

第三輯 醫道圓機

溫熱論·濕熱論

【清】葉天士 著 【清】薛生白 著
李順保 褚玄仁 點校

學苑出版社

圖書在版編目 (CIP) 數據

溫熱論 · 濕熱論 /（清）葉天士，（清）薛生白著；李順保，褚玄仁點校．—北京：學苑出版社，2013.1（2019.5 重印）
ISBN 978-7-5077-4196-4

Ⅰ．①溫… Ⅱ．①葉…②薛…③李…④褚… Ⅲ．①溫病學說-方歌-彙編②濕熱（中醫）-方歌-彙編
Ⅳ．① R254.2 ② R228

中國版本圖書館 CIP 數據核字 (2012) 第 319566 號

校　　訂：李甄實
責任編輯：付國英
出版發行：學苑出版社
社　　址：北京市豐臺區南方莊 2 號院 1 號樓
郵政編碼：100079
网　　址：www.book001.com
電子信箱：xueyuanpress@163.com
電　　話：010-67603091（總編室）、67601101（銷售部）
經　　銷：新華書店
印 刷 廠：北京市京宇印刷廠
开本尺寸：787 × 1092　1/16
印　　張：6.5
字　　數：37 千字
印　　數：9001—12000 册
版　　次：2013 年 9 月第 1 版
印　　次：2018 年 9 月第 5 次印刷
定　　價：38.00 圓

醫道傳承叢書

《醫道傳承叢書》序

醫之道奚起乎？造物以正氣生人，而不能無夭劄疫癘之患，故復假諸物性之相輔相制者，以爲補救；而寄權於醫，夭可使壽，弱可使強，病可使痊，困可使起，醫實代天生人，參其功而平其憾者也。

夫醫教者，源自伏羲，流於神農，注於黃帝，行於萬世，合於無窮，本乎大道，法乎自然之理。孔安國序《書》曰：伏羲、神農、黃帝之書，謂之三墳，言大道也。前聖有作，後必有繼而述之者，則其教乃得著於世矣。惟張仲景先師，上承農、軒之理，又廣《湯液》爲《傷寒卒病論》十數卷，然後醫方大備，率皆倡明正學，以垂醫統。茲先聖後聖，若合符節。仲師，醫中之聖人也。理不本於《內經》，法未熟乎仲景，縱有偶中，亦非不易矩矱。儒者不能捨至聖之書而求道，醫者豈能外仲師之書以治療。閒色亂正，靡音忘倦。醫書充棟汗牛，可以博覽之，以廣見識，知其所長，擇而從之。醫，大道也！農皇肇起，軒岐繼作，醫聖垂範，薪火不絕。懷志悲憫，不揣鄙陋，集爲是編，百衲成文，聖賢遺訓，吾志在焉！凡人知見，終不能免，途窮思返，斬絶意識，直截皈禪，通身汗下，險矣！險矣！尚敢言哉？

《醫道傳承叢書》編委會

《醫道傳承叢書》前言

《醫道傳承叢書》是學習中醫的教程。中醫學有自身的醫學道統、醫宗心要，數千年授受不絕，有一定的學習方法和次第。初學者若無良師指點，則如盲人摸象，學海無舟。編者遵師所教，總結數代老師心傳，根據前輩提煉出的必讀書目，請教中醫文獻老前輩，選擇最佳版本，聘請專人精心校讎，依學習步驟，次第成輯。叢書以學習傳統中醫的啟蒙讀本爲開端，繼之以必學經典、各家臨證要籍，最終歸於《易經》，引導讀者進入『醫易大道』的高深境界。

叢書編校過程中，得到中醫界老前輩的全面指導。長期以來，編者通過各種方式求教於他們，師徒授受、臨證帶教、授課講座、耳提面命、電話指導。他們對本叢書的編輯、刊印給予了悉心指導，提出了寶貴的修改意見。三十餘位老先生一致認同：『成爲真正的、確有資格的中醫，一定要學好中國傳統文化！首先做人，再言學醫。應以啟蒙讀本如脈訣、藥性、湯頭爲開端，基本功要紮實；經典是根基，繼之以必學的中醫四大經典；各家臨證要籍、醫案等開拓眼界，充實、完善自己師承的醫學理論體系。趁著年輕，基礎醫書、經典醫書背熟了，終生受益！』『始終不可脫離臨床，早臨證、多臨證、勤臨證、反復臨證，不斷總結。中醫的生命力在臨床。』幾位老中醫強調：行有餘力，可深入研讀《易經》、《道德經》等。

百歲高齡的國醫大師干祖望老師談到：要成爲合格的中醫接班人，需具備『三萬』：『讀萬卷書，行萬里路，肉萬人骨。』並且諄諄告誡中醫學子：『首先必讀陳修園的《醫學三字經》。這本一定要讀！一定讀，非讀不可！對！熟記這一本，基礎紮實了，再讀《内經》、《本草》、《傷寒》，可以重點做讀書筆記。經典讀熟了，要讀「溫病」的書，我臨床上使用「溫病」的方子療效更好。』作爲《醫道傳承叢書》名譽總主編，他的理念思路代表了老一代的傳統學醫路徑。

國醫大師鄧鐵濤老先生强調了中醫的繼承就是對中華優秀傳統文化的繼承，中醫學是根植于中華文化、不同於西方現代醫學，臨床上確有療效，獨立自成體系的醫學。仁心仁術，溫故知新，繼承不離本，創新不離宗。

老先生們指出：『夫生者，天地之大德也；醫者，贊天地之生者也。』（《類經圖翼·序》）中醫生生之道的本質就是循生生之理，用生生之術，助生生之氣，達生生之境。還指出：中醫學術博大精深，是爲民造福的寶庫。學好中醫一要有悟性，二要有仁心，三要具備傳統文化的功底。只有深入中醫經典，用中醫自身理論指導臨床，才會有好的中醫療效。只有牢固立足中醫傳統，按照中醫學術自身規律發展，中醫才會有蓬勃的生命力。否則，就會名存實亡。

在此，叢書編委會全體成員向諸位老前輩表示誠摯的謝意。

本叢書在編輯、聘請顧問過程中得到北京中醫藥大學圖書館古籍室邱浩老師鼎力支持、大力協助，在此特致鳴謝！感謝書法家羅衛國先生爲本叢書題簽（先生系國學大師羅振玉曾孫，愛新覺羅·溥儀外孫，大連市文化促進會副會長，大連墨緣堂文化藝術中心負責人）。

古人廣藏書、精校書是爲了苦讀書、得真道。讀醫書的最終目的，在於領悟古人醫學神韻，將之施用於臨床，提高療效，造福蒼生。人命關天，醫書尤其要求文字準確。本套叢書選擇善本精校，豎版、繁體字排印，力求獻給讀者原典範本，圍繞臨證實踐，展示傳統中醫學教程的原貌，以求次第引導學習者迅速趣入中醫學正途。學習中醫者手此一編，必能登堂入室，一探玄奧；已通醫術的朋友，亦可置諸案頭，溫故知新，自然終生受益。限於條件，内容有待逐漸豐富，疏漏之処，歡迎大家批評指正。

學習方法和各輯簡介

良師益友，多方請益。勤求古訓，博采衆方。慎思明辨，取法乎上。學而時習，學以致用。大慈惻隱，濟世救人。（道生堂學規）。

古人學醫的基本形式爲半日侍診，半日讀書。行醫後還要堅持白天臨証，晚間讀書，終生學習。《朱子讀書法》說：『於中撮其樞要，厘爲六條：

曰循序漸進，曰熟讀精思，曰虛心涵泳，曰切己體察，曰著緊用力，曰居敬持志。……大抵觀書，先須熟讀，使其言皆若出於吾之口。繼以精思，使其意皆若出於吾之心。然後可以有得爾。』讀書先要誦讀，最好大聲地念，抑揚頓挫地念，能夠吟誦更好。做到眼到、口到、心到，和古人進入心息相通的境界，方可謂讀書入門。叢書大部分採用白文本，不帶註釋，更有利於初學者誦讀原文；特別是四大經典，初學者不宜先看註釋，以防先入爲主。書讀百遍，其義自見。在成誦甚至背熟後，文意不明，才可參看各家註釋，或請教師長。

在讀書教程方面，一般分三個學習階段，即基礎課程、經典課程、臨證各家。

第一輯：醫道門徑

本輯對應基礎課程，初學者若不從基礎入手，則難明古經奧旨。

《醫學三字經》是清代以來公認的醫學正統入門書，其內容深入淺出，純正精粹。

《瀕湖脈學》是傳統脈訣代表，脈學心法完備、扼要。

《藥性賦·藥性歌括》，其中《藥性賦》是傳統本草概說，兼取《藥性歌括》，更適於臨證應用。

《醫方集解》之外，又補充了《長沙方歌括》、《金匱方歌括》、《時方歌括》，歌訣便於背誦記憶。經方法度森嚴，劑量及煎服法都很重要！包含了經方劑量、煎服法的歌括，初學者要注意掌握。

第二輯：醫道準繩

本輯對應經典課程。《黃帝内經》（包括《素問》、《靈樞》）、《神農本草經》、《傷寒論》、《金匱要略》、《難經》，爲中醫必學經典，乃醫道之根本、萬古不易之準繩。

醫道淵深，玄遠難明，故本輯特編附翼：《太素》《甲乙經》《難經集注》《脈經》等，詳爲校注，供進一步研習中醫四大經典之用。

第三輯：醫道圓機

本輯首選清代葉、薛、吳、王溫病四大家著作，以爲圓機活法之代表，尤切當今實用。歷代各家著作，日後將擇期陸續刊印。明末清初大醫尊經崇原，遂有清代溫病學説興起。各家學説、臨證各科均爲經典的靈活運用，在學習了經典之後，才能融會貫通，悟出圓機活法。

第四輯：醫道溯源

本輯對應醫道根源、醫家修身課程。

《易經》乃中華文化之淵藪，『醫易相通，理無二致，可以醫而不知易乎？』（《類經附翼》）

《黄帝内經》夙尚『恬淡虚無，真氣從之；精神内守，病安從來』之旨；《道德經》一本『道法自然』、『清静爲天下正』之宗，宗旨一貫，爲學醫者修身之書。

《漢書·五行志》：『《易》曰：「天垂象，見吉凶，聖人象之；河出圖，雒出書，聖人則之。」劉歆以爲虙羲氏繼天而王，受《河圖》，則而畫之，八卦是也；禹治洪水，賜《雒書》，法而陳之，《洪範》是也。』《尚書·洪範》爲『五行』理論之源頭。

隋代蕭吉《五行大義》集隋以前『五行』理論之大成，是研究『五行』理論必讀之書。

繁體字的意義

傳承醫道的中醫原典，採用繁體字則接近古貌，故更爲準確。

以《黃帝內經·靈樞·九針十二原》爲例：

繁體字版：『知機之道者，不可掛以髮；不知機道，叩之不發。』

簡體字版：『知机之道者，不可挂以发；不知机道，叩之不发。』

《靈樞經》在這裏談到用針守機之重要。邪正之氣各有盛衰之時，其來不可迎，其往不可及。宜補宜瀉，須靜守空中之微，待其良機。當刺之時，如發弩機之速，不可差之毫髮，於邪正往來之際而補瀉之；稍差毫髮則其機頓失。粗工不知機道，敲經按穴，發針失時，補瀉失宜，則血氣盡傷而邪氣不除。簡體字把『髮』、『發』統寫爲『发』字，給理解經文造成了障礙。

繁體字版：『方刺之時，必在懸陽，及與兩衛，神屬勿去，知病存亾。』

簡體字版：『方刺之时，必在悬阳，及与两卫，神属勿去，知病存亡。』

『衛』，《甲乙經·卷五第四》《太素·卷二十一》均作『衡』。『陽』『衡』『亾』皆在段玉裁《六書音韻表》古韻第十部陽韻；作『衛』則於韻不協。『衡』作『眉毛』解，《靈樞·论勇第五十》曰：『勇士者，目深以固，長衡直揚。』『兩衡』即『兩眉』，經文的意思是：『准備針刺之時，一定要仔細觀察患者的鼻子與眉毛附近的神彩；全神貫注不離開，由此可以知道疾病的傳變、愈否。」於醫理爲通；『衡』又作『眉上』解，《戰國策·中山策》鮑彪注：『衡，眉上。』『兩衡』指『兩眉之上』，於醫理亦通。作『兩衛』則於上下文句醫理難明。故『衛』乃『衡』形近鈔誤之字，若刊印爲簡化字『卫』，則難以知曉其當初爲『衡』形近致誤。

《醫道傳承叢書》編委會　壬辰正月

點校説明

葉桂（天士）、薛雪（生白）、吴瑭（鞠通）、王孟英（士雄）號稱清代溫病四大家。其著作《溫熱論》《濕熱論》《溫病條辨》《溫熱經緯》系溫病學四大核心名著，完成了溫病學從傷寒病學分離出來而成爲獨立學科的任務，從此對外感性疾病，中醫分爲傷寒病學和溫病學兩大類（或兩門），走出了革命性、劃時代性的一步，奠定了溫病學的堅實基礎。

葉桂（一六六七~一七四六），字天士，號香岩，晚號上津老人。生於康熙六年（一六六七），卒於乾隆十一年（一七四六）。祖籍安徽歙縣，後居江蘇蘇州（吴縣）上津橋。薛雪，字生白，號一瓢，書齋名掃葉莊，江蘇蘇州（古吴中）人，居南園俞家橋，生於康熙二十年（一六八一），卒於乾隆三十五年（一七七〇）。葉氏雖年長薛氏十四歲，但兩人私交甚密，感情甚篤。

葉氏《溫熱論》被後世溫病學家奉爲圭臬，爲清代溫病學之經典名著，似同儒家之《論語》。該書主要學術成就及對溫病學之貢獻有四：首次詳細闡釋溫病致病因子特徵（明顯的季節性、首先犯肺、易損肺胃陰津、易逆心包）是其一；其二，創立『衛氣營血』病機學，或稱溫病學辨證施治綱領；其三，擴大溫病診斷學方法和手段（察舌、驗齒、辨斑疹等）；其四，闡述婦女溫病的治療原則。

薛氏《濕熱論》爲溫病學按疾病性質分爲溫熱和濕熱兩類奠定了理論基礎，主要學術成就和對溫病之貢獻有五：首先確定濕熱病的基礎概念和定義是其一；其二，確定濕熱病之性質系濕熱交蒸；其三，確定濕熱病的病機病理；其四，確定濕熱病的治療原則，首先分解濕熱，分利三焦；其五，確定濕熱病的調護。

葉天士生平無著作，流傳後世之葉氏著作，均爲葉氏弟子或後人整理而成。《溫熱論》則系『（葉）先生游於洞庭山，門人顧景文隨之舟中，以當時所語，信筆錄記』而成，後被華岫雲收編於《臨證指南醫案》中，併名爲《溫熱論》，世稱『華本』或『種福堂本』。嗣後又被唐大烈稍作文字修改後收編於《吳醫彙講》中，且易名《溫熱證治》或稱《溫熱論治二十則》，世稱『唐本』。今選用『華本』作底本，參校『唐本』。

今點校《濕熱論》，取《醫師蒙求》（又名《醫學蒙求》）嘉慶十四年（一八〇九）五柳居刻本爲底本，參校《溫熱病指南集》（簡稱『陳本』）、《溫熱贅言》（簡稱『吳本』）、《溫熱經緯》（簡稱『王本』）、《南病別鑒》等。

且將清代江蘇無錫名醫王旭高所編《薛氏濕熱論歌訣》附後［此次刊行，係根據抄本（定本），其與周鎮刊本相同之處，不出校注。抄本『總訣』在篇末，今移置於首，抄本無小標題，各條小標題均系編者所加］，以利閱讀和背誦。

由於我們的水平有限，掛一漏萬在所難免，敬請讀者批評指正！

李順保　二〇一四年元月於金城苔花齋

目錄

〔清〕葉天士 著
李順保 點校

溫熱論

學苑出版社

溫熱論

溫邪上受，首先犯肺，逆傳心包。肺主氣屬衛，心主血屬營。辨營衛氣血，雖與傷寒同，若論治法，則與傷寒大異。

蓋傷寒之邪留戀在表，然後化熱入裏。溫邪則熱變最速。未傳心包，邪尚在肺，肺主氣，其合皮毛，故云在表。在表初用辛涼輕劑。挾風則加入薄荷、牛蒡之屬。挾濕加蘆根、滑石之流，或透風於熱外，或滲濕於熱下，不與熱相搏，勢必孤矣。不爾，風挾溫熱而燥生，清竅必乾，謂水主之氣不能上榮，兩陽相劫也。濕與溫合，蒸鬱而蒙蔽於上，清竅爲之壅塞，濁邪害清也。其病有類傷寒，驗之之法，傷寒多有變證，溫熱雖久，在一經不移，以此爲辨。

前言辛涼散風，甘淡驅濕，若病仍不解，是漸欲入營也。營分受熱，則血液受劫，心神不安，夜甚無寐，或斑點隱隱，即撤去氣藥。如從風熱陷入者，用犀角、竹葉之屬。如從濕熱陷入者，用犀角、花露之品，參入涼血清熱方中。若加煩躁，大便不通，金汁亦可加入。老年及平素有寒者，以人中黃代之，急速透斑爲要。

若斑出熱不解者，胃津亡也。主以甘寒，重則如玉女煎，輕則如梨皮、蔗漿之類。或其人腎水素虧，病雖未及下焦，每多先自彷徨。此必驗之於舌，如甘寒之中加入鹹寒，務在先安未受邪之地，恐其陷入耳。

若其邪始終在氣分流連者，可冀其戰汗透邪，法宜益胃，令邪與汗併，熱達腠開，邪從汗出。解後胃氣空虛，當膚冷一晝夜，待氣還自溫暖如常矣。蓋戰汗而解，邪退正虛，陽從汗泄，故漸膚冷，未必即成脫證。此時宜令病者安舒靜臥，以養陽氣來復，旁人切勿驚惶，頻頻呼喚，擾其元神，使其煩躁。但診其脈，若虚軟和緩，雖倦臥不語，汗出膚冷，卻非脱證。若脈急疾，躁擾不臥，膚冷汗出，便爲氣脱之證矣。更有邪盛正虚，不能一戰而解，停一、二日再戰汗而愈者，不可不知。

再論氣病，有不傳血分，而邪留三焦，亦如傷寒中少陽病也。彼則和解表裏之半，此則分消上下之勢，隨證變法，如近時杏、樸、苓等類，或如溫膽湯之走泄。因其仍在氣分，猶可望其戰汗之門戶，轉瘧之機括也。

大凡看法，衛之後方言氣，營之後方言血。在衛汗之可也，到氣才宜清氣。入營猶可透熱轉氣，如犀角、元參、羚羊角等物。入血就恐耗血動血，直須涼血散血，如生地、丹皮、阿膠、赤芍等物。否則，前後不循緩急之法，慮其動手便錯，反致慌張矣。

且吾吳濕邪害人最廣，如面色白者，須要顧其陽氣，濕勝則陽微也，法應清涼，用到十分之六、七，即不可過於寒涼，恐成功反棄，何以故耶？濕熱一去，陽亦衰微也。面色蒼者，須要顧其津液，清涼到十分之六、七，往往熱減身寒者，不可便云虛寒而投補劑，恐爐煙雖熄，灰中有火也。須細察精詳，方少少與之，慎不可直率而往也。又有酒客裏濕素盛，外邪入裏，裏濕爲合。在陽旺之軀，胃濕恆多。在陰盛之體，脾濕亦不少，然其化熱則一。熱病救陰猶易，通陽最難，救陰不在血，而在津與汗，通陽不在溫，而在利小便，然較之雜證，則有不同也。

再論三焦，不得從外解，必致成裏結。裏結於何？在陽明胃與腸也。亦須用下法，不可以氣血之分，就不可下也。惟傷寒熱邪在裏，劫爍津液，下之宜猛。此多濕邪內搏，下之宜輕。傷寒大便溏，爲邪已盡，不可再下。

濕溫病大便溏，爲邪未盡，必大便鞕，慎不可再攻也，以糞燥無濕矣。

再人之體，脘在腹上，其位居中，按之痛，或自痛，或痞脹，當用苦泄，以其入腹近也。必驗之於舌，或黃，或濁，可與小陷胸湯或瀉心湯，隨證治之。若白不燥，或黃白相兼，或灰白不渴，慎不可亂投苦泄。其中有外邪未解，裏先結者，或邪鬱未伸，或素屬中冷者，雖有脘中痞悶，宜從開泄，宣通氣滯，以達歸於肺，如近世之杏、蔻、橘、桔等，輕苦微辛，具流動之品可耳。

又有舌上白苔黏膩，吐出濁厚涎沫者，其口必甜，此爲脾癉，乃濕熱氣聚，與穀氣相搏，土有餘也。盈滿則上泛，當用佩蘭葉芳香辛散以逐之。若舌上苔如鹼者，胃中宿滯，挾濁穢鬱伏，當急急開泄，否則閉結中焦，不能從膜原達出矣。

再舌苔白厚而乾燥者，此胃燥氣傷也，滋潤藥中加甘草，令甘守津還之意。舌白而薄者，外感風寒也，當疏散之。若薄白而乾者，肺津傷也，加麥冬、花露、蘆根汁等輕清之品，爲上者上之也。若苔白而底絳者，濕遏熱伏也，當先泄濕透熱，防其即乾也。此可勿擾，再從裏而透於外，則變潤矣。初病舌即乾，神不昏者，急加養正透邪之藥。若神已昏，此爲内匱，不可救藥矣。

前云舌黃或濁，當用陷胸、瀉心，須要有地之黃。若光滑者，乃無形濕熱，已有中虚之象，大忌前法。其臍以上爲大腹，或滿或脹或痛，此必邪已入裏，表證必無，或存十之一、二，亦須驗之於舌，或黃甚，或如沉香色，或如灰黃色，或老黃色，或中有斷紋，皆當下之，如小承氣湯，用檳榔、青皮、枳實、元明粉、生首烏等皆可。若未見此等舌，不宜用此等藥，恐其中有濕聚太陰爲滿，或寒濕錯雜爲痛，或氣壅爲脹，又當以別法治之矣。

再黄苔不甚厚而滑者，熱未傷津，猶可清熱透表。若雖薄而乾者，邪雖去而津受傷也。苦重之藥當禁，宜甘寒輕劑可也。

再論其熱傳營舌色必絳。絳，深紅色也。初傳，絳色中兼黄白色，此氣分之邪未盡也，泄衛透營，兩和可也。純絳鮮色者，胞絡受病也，宜犀角、鮮生地、連翹、鬱金、石菖蒲等。延之數日，或平素心虚有痰，外熱一陷，裏絡即閉，非菖蒲、鬱金等所能開，須用牛黄丸、至寶丹之類以開其閉，恐其昏厥爲痙也。

再論舌絳而乾燥者，火邪劫營，涼血清火爲要。色絳而舌心乾者，乃心胃火燔，劫爍津液，即黄連、石膏亦可加入。其有舌獨中心绛乾者，亦胃熱而心營受爍也，當於清胃方中，加入清心之品，否則延及於尖，爲津乾火盛之候矣。舌尖绛獨乾，此火心上炎，用導赤散瀉其腑。若煩渴煩熱，舌心乾，四邊色紅，中心或黄或白者，此非血分也，乃上焦氣熱爍津，急用涼膈散，散其無形之熱，再看其後轉變可也。慎勿用血藥，反致滋膩難散。至舌絳望之若乾，手捫之原有津液，此津虧濕熱熏蒸，將成濁痰蒙閉心包也。

舌色絳而上有黏膩似苔非苔者，中挾穢濁之氣，急加芳香逐之。舌絳欲伸出口，而抵齒難驟伸者，痰阻舌根，有内風也。舌絳而光亮，胃陰亡也，急用甘涼濡潤之品。舌絳而有碎點白黄者，將生疳也，大紅點者，熱毒乘心也，用黄連、金汁。其有雖絳而不鮮，乾枯而痿者，此腎陰涸也，急以阿膠、雞子黄、地黄、天冬等救之，緩則恐涸極無救也。

再有熱傳營血，其人素有瘀傷宿血在胸膈中，舌色必紫而暗，捫之濕，當加入散血之品，如琥珀、丹參、桃仁、丹皮等。不爾，瘀血與熱爲伍，阻遏正氣，遂變如狂發狂之證。若紫而腫大者，乃酒毒衝心。紫而乾晦者，腎肝色泛也，難治。

舌淡紅無色者，或乾而色不榮者，乃是胃津傷而氣無化液也，當用炙甘草湯，不可用寒涼藥。

再有不拘何色，舌生芒刺者，皆是上焦熱極也，當用青布拭冷薄荷水揩之，即去者輕，旋即生者險矣。

舌苔不燥，自覺悶極者，屬脾濕盛也。或有傷痕血跡者，必問曾經搔挖否？不可以有血而便爲枯證，仍從濕治可也。再有神情清爽，舌脹大不能出口者，此脾濕胃熱，鬱極化風而毒延於口也。用大黃磨入當用劑內，則舌脹自消矣。

舌無苔而有如煙煤隱隱者，不渴、肢寒，知挾陰病。如口渴、煩熱，平時胃燥舌也，不可攻之。若燥者，甘寒益胃。若潤者，甘溫扶中，此何以故？外露而裏無也。

苔黑而滑者，水來克火，爲陰證，當溫之。若見短縮，此腎氣竭也，爲難治。欲救之，加人參、五味子，勉希萬一。舌黑而乾者，津枯火熾，急急瀉南補北。若燥而中心厚者，土燥水竭，急以鹹苦下之。

若舌白如粉而滑，四邊色紫絳者，溫疫病初入膜原，未歸胃腑，急急透解，莫待傳陷而入，爲險惡之病，且見此舌者，病必見兇，須要小心。

凡斑疹初見，須用紙撚照看胸背兩脅，點大而在皮膚之上者爲斑，或雲頭隱隱，或瑣碎小粒者爲疹，又宜見而不宜多見。按方書謂斑色紅者屬胃熱，紫者熱極，黑者胃爛，然亦必看外證所合，方可斷之。

然而春夏之間，濕病俱發疹爲甚，且其色要辨，如淡紅色，四肢清，口不甚渴，脈不洪數，非虛斑，即陰斑。或胸前微見數點，面赤足冷，或下利清穀，此陰盛格陽於上，當溫之。

若斑色紫而點小者，心包熱也。點大而紫，胃中熱也。斑黑而光亮者，熱勝毒盛，雖屬不治，然其人氣血充者，依法治之，或有可救。若黑而晦者必死。黑而隱隱，四旁赤色者，乃火鬱內伏，大用清涼透發，間有轉紅而可救者。又有夾斑帶疹，皆是邪之不一，各隨其部而泄。然斑屬血者恆多，疹屬氣者不少。斑疹皆是邪氣外露之象，發出之時宜神情清爽，方爲外解裏和之意。如斑疹出而昏者，此正不勝邪，內陷爲患，或胃津內涸之候矣。

再有一種白㾦，小粒如水晶色者，此濕熱傷肺，邪雖出而氣液枯也，必得甘藥補之。或未至久延，傷及氣液，乃爲濕鬱衛分，汗出不徹之故，當理氣分之邪。枯白如骨者多兇，爲氣液竭也。

再溫熱之病，看舌之後，亦須驗齒。齒爲腎之餘，齦爲胃之絡。熱邪不燥胃津，必耗腎液，且二經之血皆走其地，病深動血，結瓣於上。陽血者色必紫，紫如乾漆。陰血者色必黄，黄如醬瓣。陽血若見，安胃爲主。陰血若見，救腎爲要。然豆瓣色者多險，若證還不逆者尚可治，否則難治矣。此何故耶？蓋陰下竭陽上厥也。

齒若光燥如石者，胃熱甚也。證若無汗惡寒，衛偏勝也，辛凉泄衛，透汗爲要。若如枯骨色者，腎液枯也，爲難治。如上半截潤，水不上承而心火上炎也，急急清心救水，俟枯處轉潤爲妥。

若咬牙齧齒者，濕熱化風，痙病。但咬牙者，胃熱氣走其絡也。咬牙而脈證皆衰者，胃虚無穀以内榮亦咬牙也，此何以故？虚則喜實也。舌本不縮而硬，牙關咬定難開者，此非風痰阻絡，即欲作痙證，用酸物擦之即開，木來泄土故也。

若齒垢如灰糕樣者，胃氣無權，津亡而濕濁用事，多死。初病齒縫流清血，痛者，爲胃火衝激。不痛者，爲龍火内燔。齒焦無垢者，死。齒焦有垢者，腎熱胃劫也，當微下之，或玉女煎清胃救腎可也。

再婦人病溫與男子同，但多胎前產後，以及經水適來適斷。大凡胎前病，古人皆以四物加減用之，謂護胎爲要，恐來害妊。如熱極者，有用井底泥及藍布浸冷，覆蓋腹上等，皆是保胎之意。然亦須看其邪之可解處而用之，如血膩之藥不靈，又當省察，不可認板法，仍宜步步保護胎元，恐正損邪陷也。至於產後之法，方書謂慎用苦寒，恐傷已亡之陰也，然亦要辨其邪能從上中解者，稍從證用之，亦無妨也。不過勿犯下焦，且屬虛體，當如虛怯人病邪而治。總之，無犯實實虛虛之禁。況產後當血氣沸騰之際，最多空竇，邪必乘虛內陷，虛處受邪，爲難治也。如經水適來適斷，邪將陷於血室，少陽傷寒言之詳悉，不必多贅。但數動與正傷寒不同。仲景立小柴胡湯，提出所陷熱邪，參、棗以扶胃氣，因衝脈隸屬陽明也，此與虛者爲合治。若熱邪陷入，與血相結合，當宗陶氏小柴胡湯去參、棗，加生地、桃仁、楂肉、丹皮或犀角等。若本經血結自甚，必少腹滿痛，輕者刺期門，重者小柴胡湯去甘藥加延胡、歸尾、桃仁，挾寒加肉桂心，氣滯加香附、陳皮、枳殼等。然熱陷血室之證，多有譫語如狂之象，防是陽明胃實，當辨之。血結者，身體必重，非若陽明之輕旋便捷者，何以故耶？陰主重濁，絡脈被阻，身之側旁氣痹，連胸背皆拘束不遂，故祛邪通絡，正合其病。往往延久，上逆心包，胸中痛，即陶氏所謂血結胸也。王海藏出一桂枝紅花湯加海蛤、桃仁，原欲表裏上下一齊盡解之理，看此方大有巧手，故録出以備學者之用。

〔清〕薛生白　著
李順保　點校

濕熱論

學苑出版社

徐行序

天有六氣，陰陽、風雨、晦明。陽淫熱疾，雨淫腹疾，即言濕熱也。二者感之頗易，治之頗難。救治之有功，貴辨之確切。若不取前人歷試明驗，闡發精義，成書探索而研究之，即治之能一一效乎？徵君薛一瓢先生，吳醫中巨擘也。著有《濕熱論》，皆親療愈，歷有成效，隨時登錄者。簡編無多，其於濕熱二者，感之輕重淺深，治之表裏先後，條分縷晰，可謂深切著明者矣。吾師正功吳先生，校訂未梓。因思先生於乾隆丙子歲，吳中疫行，大吏延主醫局。蕆事後，承輯禹載周君《溫熱暑疫》方書，刊行已久。疫行春夏之交，感受二者爲多。是論實與溫熱方書相爲表裏，不可偏廢者也。余於醫數十年，耽玩講求，未有所得。猶憶丙午歲，疫亦流行，於範文正義莊設局療治。余承乏斯役，治有效者，悉本二書。今周君書流播遐邇，獨是《論》湮沒不彰，深惜之。爰與同學華子杏帆、家孟旭堂，再加參考，壽諸梨棗。習斯道者，誠能探索而研窮之，於二者之感，辨之必確切，治之必有功，則徵君是書，有裨後來，豈淺鮮哉！是爲序。

嘉慶九年歲次甲子仲春徐行書於元都仙館之西翼肯堂

自序

掃葉莊，一瓢耕牧且讀之所也。維時，殘月在窗，明星未稀，鷩鳥出樹，荒雞與飛蟲相亂，雜沓無聚。少焉，曉影漸分，則又小鳥鬧春，間關啁啾，盡巧極縻，寂淡山林，喧若朝市。不知何處老鶴，橫空而來，長唳一聲，群鳥寂然。四顧山光，直落檐際，清淨耳根，始爲我有。於是，盥漱初畢，伸紙磨墨，將數月以來，所歷病機，與諸子弟，或闡發前人，或據己意，隨所有得，隨筆數行。錄竟讀之，如噉齏羹，寸寸各具酸鹹，要不與珍錯同登罇俎，亦未方乎！橫空老鶴，一聲長唳。

薛雪書於掃葉莊

一、濕熱症，始惡寒，後但熱不寒，汗出胸痞，舌白或黃，口渴不引飲。

此條乃濕熱證之提綱也。濕熱證屬陽明、太陰經者居多。中氣實則病屬陽明；中氣虛則病屬太陰。病在二經之表者，多兼少陽三焦；病在二經之裏者，每兼厥陰風木。以少陽、厥陰，同司相火。陽明、太陰，濕久鬱生熱，熱甚則少火皆成壯火，而表裏上下，充斥肆逆。故是證最易耳聾、乾嘔、發痙、發厥。而提綱中不言及者，因以上諸證，皆濕熱中兼見之變局，而非濕熱證必見之正局也。始惡寒者，陽爲濕遏而惡寒，終非若寒傷於表之惡寒。後但熱不寒，則鬱而成熱，反惡熱矣。熱盛陽明則汗出，濕蔽清陽則胸痞，濕邪內盛則舌白，濕熱交蒸則苔黃。熱則液不昇而口渴，濕則飲內留而不引飲。然所云表者，乃陽明、太陰之表，而非太陽之表。太陰之表四肢也，陽明也；陽明之表肌肉也，胸中也。故胸痞爲濕熱必有之證，四肢倦怠，肌肉煩疼，亦必並見。其所以不干太陽者，以太陽爲寒水之臟，主一身之表，風寒必自表入，故屬太陽。濕熱不盡從表入，故不必由太陽。況風寒傷營衛，營衛乃太陽所司；濕熱傷肌肉，肌肉爲陽明所主。寒濕之屬陽明者，陽明爲中土火化，從陽也。濕熱之邪，從表傷者十之一、二，由口鼻入者，十之八、九。陽明爲水穀之海，太陰爲濕土之臟，故多由陽明、太陰受病。膜原者，外近肌肉，內近胃腑，即三焦之門戶，而實一身之半表半裏也。邪由上受，直趨中道，故病亦多歸膜原。要之濕熱之病，不獨與傷寒不同，且與溫病大異。溫病乃太陽、少陰同病，濕熱乃陽明、太陰同病也。而提綱中反不及脈者，以濕熱之證，脈無定體，或洪或緩，或伏或細，各隨證見，不拘一格，故難以一定之脈拘定後人眼目也。

濕熱之病，陽明必兼太陰者，人徒知臟腑相連，濕土同氣，而不特此也，當與溫病之必兼少陰比例。少陰不藏，木火内燔，風邪外襲，表裹相煽，故爲溫病。太陰内傷，濕飲停聚，客邪再至，内外相引，故病濕熱。此皆先有内傷，再感客邪，非由腑及臟之謂。若濕熱之證，不挾内傷，中氣實者，其病必微。或有先因於濕，再因饑飽勞役而病者，亦屬内傷挾濕，標本同病。然勞倦傷脾爲不足，濕飲停聚爲有餘。所以，内傷外感，孰多孰少，孰實孰虚，又在治病者之臨證時權衡矣。

二、濕熱症，惡寒無汗，身重頭痛，濕在表分。宜藿香、香薷、羌活、蒼朮皮、薄荷、大力子等味。頭不痛者去羌活。

身重惡寒，濕遏衛陽之表症。頭痛必挾風邪，故加羌活，不獨勝濕，用以祛風。而此條乃陰濕傷表之候。

三、濕熱症，汗出，惡寒發熱，身重，關節疼痛，濕在肌肉，不爲汗解，

宜滑石、大豆黄卷、茯苓皮、蒼朮皮、藿香葉、鮮荷葉、通草、桔梗等味。

不惡寒者，去蒼朮皮。

此條外候與上條頗同，惟汗出獨異，更加關節疼煩，乃濕邪初犯陽明之表，故畧見惡寒，及至發熱，惡寒當自罷矣。用藥通陽明之表，而即清胃脘之熱者，不欲濕邪之鬱熱上蒸，而欲濕邪之因滲下走耳。此條陽濕傷表之候。

四、濕熱症，三、四日即口噤，四肢牽引拘急，甚則角弓反張，此濕熱侵入經絡脈隧中。宜鮮地龍、秦艽、威靈仙、滑石、蒼耳子、絲瓜藤、海風藤、酒淬川連等味。

此條乃濕邪挾風邪者。風爲木之氣，風動則木張，乘入陽明之絡則口噤，走竄太陰之絡則拘牽。用故藥不獨勝濕，重用熄風，一則風藥能勝濕，一則風藥能疏肝也。選用地龍、諸藤者，欲其宣通絡脈耳。或問仲景治痙，原有桂枝加栝蔞根及葛根湯兩方，後人摒而不用，豈宜於古者，不宜於今耶？今之痙者，與厥相連，仲景不言及厥，豈《金匱》有遺文耶？余曰：非也，藥因病用，病源即異，治法自殊。故同一發痙，而傷寒與濕熱之病因不同。傷寒之痙自外來，證屬太陽，治以散外寒爲主。濕熱之痙自內出，波及太陽，治以熄內風爲主。蓋三焦與肝膽，同司相火，中焦濕熱不解，則熱甚於裏，而少火悉成壯火。火動則風生，而筋攣脈急。風煽則火熾，而識亂神迷。身中之氣隨風火上炎，而有昇無降，常度盡失。由是而形若屍厥，正《內經》所謂血之與氣，併走於上，則爲暴厥者是也。外竄筋經則成痙，內走膻中則爲厥，內外充斥，痙厥並見，正氣猶存一線，則氣復返而生，胃津不克支持，則厥不回而死矣。所以痙之與厥，往往相連，傷寒之痙，自外來者，安有是哉！

暑月痙症，與霍亂同出一源。風因火生，火隨風轉，乘入陽明則嘔，賊及太陰則泄，是名霍亂。竄入筋中則攣急，流入脈絡則反張，是名痙。但痙者多厥，霍亂無厥者。痙則風火閉鬱，鬱則邪勢愈甚，不免逼亂神明，故多厥。霍亂則風火外泄，泄則邪勢外解，不致循經內走，故少厥。此痙與霍亂之分也。然痙症邪滯三焦，三焦乃火化，風得火而愈煽，則逼入膻中而暴厥。霍亂邪走脾胃，脾胃乃濕化，邪因濕而停留，則淫及諸筋而拘攣。火鬱則厥，火竄則攣，又痙與霍亂之遺禍也。

痙之攣急，乃濕熱生風。霍亂之轉筋，乃風來勝濕。痙則由經及臟而厥，霍亂則由臟及筋而攣，總由濕熱與風，淆亂清濁，升降失常之故。夫濕多熱少，則風入土中而霍亂；熱多濕少，則風乘三焦而痙厥，厥而不返者死。

胃液乾枯，火邪盤踞也，轉筋入腹者死。胃液内涸，風邪獨勁也。然則胃中之津液，所關顧不鉅哉！厥症用辛開，泄胸中無形之邪也。乾霍亂用探吐，泄胃中有形之邪也。然泄邪而胃液不上昇者，熱邪益熾，探吐而胃液不四佈者，風邪益張，終成死候，不可不知。

五、濕熱症，壯熱口渴，舌黃或焦紅，發痙，神昏讝語，或笑，邪爍心包，營血已耗。宜連翹、犀角、羚羊角、生地、元參、銀花露、鉤藤、鮮菖蒲、至寶丹等味。

上條言痙，此條言厥。濕邪、暑邪，本傷陽氣，及至熱極，逼入營陰，則津液耗而陰亦病。心包受爍，神識昏亂，用藥以清熱救陰，泄邪平肝爲務。

六、濕熱症，發痙神昏，笑妄，脈洪數有力，開泄不效者，濕熱蘊結胸膈，宜倣涼膈散。若大便數日不通者，熱邪閉結腸胃，倣承氣微下之例。

此係陽明實熱，或上結，或下結，清熱泄邪，祇能散絡中流走之熱，而不能除陽中蘊結之邪，故陽明之邪，仍假陽明爲出路也。

七、濕熱症，壯熱煩渴，舌焦紅，或縮，斑疹，胸痞，自利，神昏厥痙，熱邪充斥表裏三焦。宜大劑犀角、羚羊角、生地、元參、銀花露、紫草、方諸水、金汁、鮮菖蒲等味。

此條乃痙厥症之最重者。上爲胸悶，下挾熱利，斑疹痙厥，陰陽告困，獨清陽明之熱，救陽明之液爲急務者，恐胃液不存，其人必自焚而死也。

八、濕熱症，寒熱如瘧，濕熱阻遏膜原。宜柴胡、厚樸、檳榔、草果、藿香、六一散、蒼朮、半夏、乾菖蒲等。

瘧由暑熱內伏，秋涼外束而成。若夏月腠理大開，毛竅疏通，安得成瘧！而熱有定期，如瘧之發作者，以膜原爲陽明之半表半裏。濕熱阻遏，則營衛分爭，症雖如瘧，不得與瘧同治。故倣吳又可達原飲之例。蓋一由外涼束，一由內濕阻也。

九、濕熱症，數日後，脘中微悶，知饑不食，濕邪蒙擾上焦。宜藿香葉、薄荷葉、鮮稻葉、鮮荷葉、枇杷葉、佩蘭葉、蘆尖、冬瓜仁等。

此濕熱已解，餘邪蒙蔽清陽，胃氣不舒，宜用極輕清之品，以宣上焦陽氣。若投味重之劑，是與病情不相涉矣。

濕熱初起，亦有脘悶懊憹，汗出口渴，眼欲閉，時讝語，濁邪蒙蔽清陽，屬在上焦者，宜用枳殼、桔梗、淡豉、生山梔湧泄法。若投輕清之劑，又與病情不相當矣。

此條須與第三十一條參看。同一邪在上焦，而此九條屬虛，三十一條屬實，臨證者當慎之！不可忽也。

十、濕熱症，初起發熱，汗出胸痞，口渴舌白，濕伏中焦。宜藿香、蔻仁、杏仁、枳殼、桔梗、鬱金、蒼朮、厚樸、草果、半夏、乾菖蒲、六一散、佩蘭葉等味。

濁邪上干則胸悶，胃液不昇則口渴，病在中焦氣分，故多開中焦氣分之藥。

此條多有挾食者，宜加瓜蔞、楂肉、菔子。舌根若現黃色，即是挾食症。

十一、濕熱症，數日後自利，溺赤，口渴，濕流下焦。宜滑石、豬苓、茯苓、澤瀉、萆薢、通草等味。

下焦屬陰，太陰所司。陰道虛故自利，化源滯則溺赤，脾不轉津則口渴，然必不引飲，太陰濕勝故也。濕滯下焦，故獨以分利爲治。

此條藥味，獨用分利，然症必兼見口渴、胸痞，須佐入桔梗、杏仁、大豆黄卷開泄中上，源清則流自潔矣，不可不知。

以上三條，皆濕重熱輕之候。

濕熱之邪，不自表而入，故無表裏可分，而未嘗無三焦可辨，猶之河間治消渴，以三焦分者是也。夫熱爲之天之氣，濕爲地之氣，熱得濕而熱愈熾，濕得熱而濕愈横。濕熱兩分，其病輕而緩；濕熱交合，其病重而速；濕多熱少，則蒙上流下，三焦分治；若濕熱俱多，則下閉上壅，而三焦俱病矣。猶之傷寒中二陽合病、三陽合病是也。蓋太陰濕化，三焦火化。有濕無熱，祇能蒙蔽清陽，或阻於上，或阻於中，或阻於下。濕熱一合，則身中少火，悉化爲壯火。而三焦相火，有不皆起而爲暴者哉！所以上下充斥，内外煎熬，最爲酷烈。兼之木火同氣，表裏分司，再引肝風，痙厥立至，胃中津液幾何，而能供此交徵乎！至其所以必屬陽明者，以陽明爲水穀之海，鼻食氣，口食味，悉歸陽明。邪從口鼻而入，則陽明爲必由之道路也。其始也，邪入陽明，早已先傷其胃液；其繼也，邪盛三焦，更欲取資於胃液。司命者可不爲陽明顧慮哉！

或問：木火同氣，熱甚生風，以致痙厥，理固然矣。然有濕熱之症，表裏極熱，不痙不厥者何也？余曰：風木爲火熱引動者，原因木氣素旺，肝陰先虧，内外相引，兩陽相煽，因而勁張。若肝腎素優，並無裏熱者，火熱安能招引肝風哉！試觀小兒家，一經壯熱，便成瘛瘲者，以純陽之體，陰氣未足，故肝風易動也。

十二、濕熱症，舌遍體白，口渴，濕滯陽明。宜用辛開，如厚樸、草果、半夏、乾菖蒲等味。

此濕邪極盛之候。口渴乃液不上昇，非有熱也。辛泄太過，即可變而爲熱，而此時濕邪尚未蘊熱，故重用辛以開之，使上焦得通，津液得下也。

十三、濕熱症，舌根白，舌尖紅，濕漸化熱，餘濕猶滯。宜用辛泄，佐以清熱，宜蔻仁、半夏、乾菖蒲、豆卷、六一散、連翹、綠豆衣等味。

此濕熱參半之症，而燥濕之中，即佐清熱者，亦所以存陽明之液也。上二條，憑驗舌以投劑，極爲臨證時要訣。蓋舌爲心之外候，濁邪上熏心肺，舌苔因而轉移。

十四、濕熱症，初起即胸悶不知人，瞀亂，大叫痛，濕熱阻閼中上二焦。宜草果、檳榔、鮮菖蒲、六一散、芫荽，各重用，或加皂角、地漿水煎。

此條乃濕熱俱重之候，而去濕藥多，清熱藥少者，以病邪初起，正未大傷，故以辛通，散邪爲急，不欲以寒涼凝滯病機也。

十五、濕熱症，四五日，口大渴，胸悶欲絕，乾嘔不止，脈細數，舌光如鏡，胃液受劫，膽火上衝。宜西瓜汁、金汁、鮮生地汁、甘蔗汁，磨服鬱金、木香、香附、烏藥等味。

此營陰素虧，木火素旺者。今木乘陽明而耗其津液。然幸無飲邪，故一清陽明之熱，一散少陽之邪。不用煎者，取其氣之全耳。

十六、濕熱症，嘔吐清水，或痰多黏膩，濕熱內留，木火上逆。宜溫膽湯加瓜蔞、碧玉散等味。

此素有痰飲，而陽明、少陽同病，故一以滌飲，一以降逆，與上條嘔同而治異，正當合參。

十七、濕熱症，嘔惡不止，晝夜不差，欲死者，肺胃不和，胃熱移肺，肺不受邪也。宜用川連三、四分、蘇葉三、五分，兩味煎湯，呷下即止。

肺胃不和，最能致嘔。蓋胃熱移肺，肺不受邪，還歸於胃，嘔惡不止。

若以治肝膽之嘔治之，誤矣！故必用川連以降濕熱，蘇葉以通肺胃，則投之立愈。以肺胃之氣，非蘇葉不能通也。分數輕者，以輕劑能治上焦之疾故耳。

十八、濕熱症，咳嗽晝夜不寧，甚至喘而不得眠者，暑邪入於肺絡。宜葶藶、六一散、枇杷葉等味。

人知暑傷肺氣則肺虛，不知暑滯肺絡則肺實。葶藶引滑石直瀉肺邪，則病自除。

十九、濕熱症，十餘日後，大勢已退，唯口渴，汗出，骨節疼，隱痛不已，餘邪留滯經絡。宜元米湯泡于朮，隔一宿，去朮煎飲之。

病後濕邪未盡，陰液已傷，故口渴身疼。此時救液則助濕，治濕則劫陰，宗仲景麻沸湯之法，取氣不取味，走陽不走陰，佐以元米湯養陰逐濕，兩擅其長也。

二十、濕熱症，數日後汗出熱不除，或痙，忽頭痛不止者，營液大耗，厥陰風火上昇，宜羚羊角、蔓荊子、鉤藤、元參、生地、女貞子等味。

濕熱傷營，肝風上逆，血不營筋而痙作，上昇巔頂則頭痛，熱氣已退，木氣獨張，故痙而不厥，投劑以熄風爲標，養營爲本。

二十一、濕熱症，胸痞發熱，肌肉微疼，始終無汗者，腠理暑邪內閉，宜六一散一兩，薄荷葉三、五分，泡湯調下，即汗解。

濕熱發汗，昔賢有禁。此不微汗之，病必不愈。蓋既有不可汗之大戒，復有得汗始解之活法，臨證者宜知所變通矣。

二十二、按法治，濕熱症，數日後忽吐下一時併至者，中氣虧損，昇降悖逆，宜生穀芽、蓮心、扁豆、米仁、半夏、甘草、茯苓等味，甚者用

理中湯法。

昇降悖逆，法當和中，猶如霍亂之用六和湯也。若太陰憊甚，中氣不支，非理中不可。

二十三、濕熱症，十餘日後，左關弦數，腹時痛，時圊血，肛門熱痛，血液内燥，熱邪傳入厥陰之陰。宜倣白頭翁法。

熱入厥陰而下利，即不圊血，亦宜宗仲景治熱利法。若更逼入營陰，安得不用白頭翁湯，涼血而散邪乎！設熱入陽明，下利，即不圊血，又宜師仲景下利讝語，用小承氣之法矣。

二十四、濕熱症，十餘日後，尺脈數，下利，或咽痛，口渴心煩，水泉不足，熱邪直犯少陰之陰，宜倣豬膚湯涼潤法。

同一下利病，有厥、少之分，則藥有寒涼之異。然少陰有便膿血之候，不可不細審也。

二十五、濕熱症，身冷脈細，汗泄胸痞，口渴舌白，濕中少陰之陽。宜人參、白朮、附子、茯苓、益智等味。肥胖氣虚之人，夏月多有之病。

濕邪傷陽，理合扶陽逐濕。口渴爲少陰症，烏得妄用寒涼耶！

二十六、暑月病初起，但惡寒，面黄，口不渴，神倦，四肢懶，脈沈弱，腹痛下利，濕困太陰之陽。宜倣縮脾飲、冷香飲子，甚則大順散、來復丹等法。

暑月爲陽氣外泄，陰氣内耗之時，故熱邪傷陰，陽明消爍，宜清宜涼。太陰告困，濕濁瀰漫，宜溫宜散。古法最詳，醫者鑒諸。

二十七、濕熱症，按法治之，諸證皆退，惟目瞑則驚悸夢惕，餘邪内留，膽氣不舒。宜酒浸鬱李仁、薑汁炒棗仁、豬膽皮等味。

滑可去著，鬱李仁性最滑脱，古人治驚後，肝繫滞而不下，始終目不瞑者用之，以下肝繫而祛滯。此濕熱之邪，留於膽中，膽爲清靜之府，藏而不瀉，是以病去而內留之邪不去。寢則陽氣行陰，膽熱內擾，肝魂不寧，故用鬱李仁以泄邪，必用酒浸者，酒入於胃，先走於膽也。棗仁之酸，入肝安神，而制以薑汁，安神而能散邪矣。用藥至此，乃謂善於驅遣者。

二十八、濕熱症，曾開泄下奪者，惡候皆平，獨神思不清，倦語不思食，溺數，唇齒乾，胃氣不輸，肺氣不佈，元神大虧。宜人參、麥冬、生穀芽、川斛、木瓜、甘草、鮮蓮子等味。

開泄下奪，惡候皆平，正亦大傷，故見證多氣虛之象，理合清補元氣。若用膩滯陰藥，去生便遠。

二十九、濕熱症，四、五日，忽大汗出，手足冷，脈細如絲，或絕，口渴，莖痛，而起坐自如，神清語亮，乃汗出過多，衛外之陽暫亡，濕熱之邪仍結，一時表裏不通，脈故伏，非真陽外脫也。宜五苓去朮，加滑石、酒淬川連、生黃耆皮等味。

此條脈症，全似亡陽之候，獨於舉動神氣中得其真情。噫！此醫之所以貴識見也。

三十、濕熱症，發痙神昏，獨足冷陰縮，下體外受客寒，仍宜從濕熱治。可用辛溫之品，煎湯熏洗。

陰縮爲厥陰之外候，合之足冷，全似虛寒矣。乃諦觀本證，無一虛，始知寒客下體，一時營氣不達，不但證非虛寒，並非上熱下寒之可擬也。仍從濕熱治之，又何疑耶！

三十一、濕熱症，初起壯熱口渴，脘悶懊憹，眼欲迷閉，時讝語，濁邪蒙蔽上焦，宜湧泄。用枳殼、桔梗、淡豆豉、生山梔，無汗者加乾葛。

若病退後，脘中微悶，知饑不食，是餘邪蒙繞上焦，法宜輕散。此則濁邪蒙閉上焦，故懊憹脘悶。眼欲閉者，肺氣不舒也。時讝語者，邪逼心包也。若投輕劑，病必不除。《經》云：高者越之。用梔豉湯湧泄之劑，引胃脘之陽，而開心胸之表，邪從吐散，一了百當，何快如之。

三十二、濕熱症，經水適來，壯熱口渴，讝語神昏，胸腹痛，或舌無苔，脈滑數，邪陷榮分，宜大劑犀角、紫草、茜根、貫眾、連翹、銀花露、鮮菖蒲等味。

熱人血室，不獨婦女，男子亦有之，不但涼血，並須解毒矣。然必重劑，乃可奏功。

三十三、濕熱症，上下失血，或汗血，毒邪中入營分，走竄欲泄。宜大劑犀角、生地、丹皮、赤芍、連翹、紫草、茜根、銀花露等味。

熱逼而上下失血、汗血，勢極危而猶不即壞者，以毒從血出，生機在是，大進涼血解毒劑，以救陰而泄邪，邪解而血自止矣。血止後，須進參、耆善後乃得。

三十四、濕熱症，七、八日，口不渴，聲不出，與飲食亦不卻，默默不語，神識昏迷，進辛香涼泄，芳香逐穢，俱不效者，邪入厥陰，主客渾交。宜倣吳又可三甲散，醉地鱉蟲、醋炒鱉甲、土炒山甲、生天蟲、柴胡、桃仁泥等味。

暑濕雖傷陽氣，然病久不解，必及於陰，陰陽兩困，氣鈍血凝，而暑濕不得外泄，遂深入厥陰，絡脈凝瘀，使一陽不能萌動，生氣有降無昇，心主阻遏，靈氣不通，所以神不清而昏迷默默也，用直入厥陰之藥，破滯通瘀，斯絡脈通而邪亦解矣。

三十五、濕熱症，口渴，苔黃起刺，脈弦緩，囊縮舌硬，譫語，昏悶不知人，兩手搐搦，津枯邪滯。宜鮮生地、蘆根、生首烏、鮮稻根等味。若脈有力，大便不解，大黃亦可加入。

胃津劫奪，熱邪内據，非潤下以泄邪，徒用清滋，無當病情。故倣承氣之例，以甘涼易苦寒，正恐胃氣受傷，胃津不復也。

徐行跋

王禕《青巖叢錄》云：隋·巢元方言風、寒二濕，而不著濕熱之說，此其失也。今徵君之《濕熱論》，發前人所未發，獨開生面，以啟後學，厥功偉矣。或問：蒼朮白虎湯爲濕熱證必用之方，何三十五條中從未一用耶？余謂：蒼朮白虎湯之名，因仲景有人參白虎、桂枝白虎二湯，故後人遂以蒼朮石膏湯爲蒼朮白虎湯也。王晉三太老夫子《古方選註》中載有蒼朮石膏湯，云雖與白虎湯相似，其義各有微妙。蓋方中知母、甘草二味，乃滋養助濕之品。是以論中頻用蒼朮，而不用石膏，用滑石者，以石膏質重，甘寒留胃，滑石則淡滲利泄。所謂治濕不利小便，非其治也。其蒼朮白虎湯之名，爲後人妄立也，明矣。

李清俊跋

薛氏《濕熱論》，乃家藏秘書。先君素精醫理，於是書尤深寶之。蓋其辨晰受病之原委，多由陽明、太陰兩經表裏相傳。其見之也確，其言之也詳，其治之也各得其宜，可爲後世法，莫能出其範圍者。我吳處江以南，地氣卑濕，患是病者最多。而治之者，或稱爲濕溫傷寒，未能辨析。豈知如論所云，濕熱之病，不獨與傷寒不同，且與溫病大異哉！俊不敢獨秘，亟壽棗梨，以公同志，俾審病者，不致歧誤焉。

道光九年九月元和李清俊跋

附：薛氏濕熱論歌訣

王旭高著

一瓢先生《濕熱論》，獨具卓識，立言明簡，而用藥精奇，惜不立湯名，學者難於記誦。茲編歌訣，以便誦習。

總　訣

濕熱非從表入裏，始終當究三焦理。夫熱是爲天之氣，而濕則爲地之氣。濕得熱而濕愈蒸，熱得濕而熱愈熾。濕熱兩分其病輕，濕熱交混其病駃。熱多濕少當清泄，濕多熱少當分利。濕熱俱多上下閉，三焦俱病爲難治。濕熱化火劫陰津，引動肝風痙厥至。陽明經胃是衝衢，救胃生津扼要旨。此條非原文，乃撮論中大旨，編爲總訣，以附於首。原本共三十五條，今將第十條並於首條下，二十三、二十四兩條亦合而爲一，故只得三十三條。

濕熱初起

濕熱蒸騰五六月，肌表口鼻皆能入。太陰脾陽明胃受病多，濕熱交蒸，夏暑爲甚，從肌表傷者，十之一二，從口鼻入者，十之八九。陽明爲水穀之海，太陰爲濕土之臟，故太陰、陽明受病居多。或兼三焦，或涉膜原，茲不繁注。始則微寒後但熱。始則微寒後發熱，凡風溫、溫熱、溫疫皆如此類，尚非濕熱病的證。但傷寒初起則甚惡寒，風溫、濕熱等初起則微惡寒，此爲辨也。汗出陽濕有汗，陰濕無汗，觀下條便知。胸痞舌白黃，口渴不飲或不渴。此則濕熱證之的證。論中原註云：始惡寒者，陽爲濕遏而惡寒，終非寒傷於表之惡寒。但熱不寒，則鬱而成熱，反惡熱矣。熱甚陽明則汗出，濕蔽清陽則胸痞，濕邪內盛則舌白，濕熱交蒸則舌黃，熱則液不昇而口渴，濕則飲內留而不引飲。此條濕熱證提綱，病在中焦氣分窒。病在中焦者，如上所謂發熱、汗出、胸痞、口渴、舌白等是也。藿香蒼朮杏仁蔻仁厚樸半夏菖蒲，六一散佩蘭葉枳殼鬱金桔梗。此濕熱病初起，用藥之大法也。濕熱蘊於上、中二焦，尚未化火，祇是氣機阻窒，參舌白、胸痞、渴不多飲可審，故從藿香正氣、太無神朮二方化裁。去蘇梗、白芷，甘草等味，嫌其疏散太過；又恐甘能滋濕，加入杏仁、枳殼、鬱金，輕苦微辛，開通上、中二焦氣分；六一散乃河間治暑濕熱之專藥，佩蘭葉芳涼逐穢之用耳。若兼扶食舌根黃，楂肉栝蔞萊菔子益。此證多有挾食者，宜加栝蔞、楂肉、萊菔子。舌根若現黃色，即是挾食證。

原註：此原本第一條、第十條。

陰濕傷表

陰濕傷表必無汗，惡寒身重且頭疼。羌活蒼朮香薷藿香薄荷牛蒡等，頭不痛將羌活存。此條無汗惡寒，身重頭痛，與感冒寒邪同。何以知其爲陰濕傷表？必有舌白、胸痞，如首條所云。證爲表重，以辛芳理濕邪，稍兼辛溫散表寒。蓋頭痛惡寒，必挾風邪，故加羌活散之；頭不痛者，去羌活。

原註：此原本第二條。

陽濕傷表

陽濕傷表自汗出，汗出不解身仍熱，關節煩疼微惡寒，濕在肌表身重極。此條與上條頗同，惟汗出關節煩疼獨異，明是濕邪見證，云『陽濕傷表』者，以汗出熱不解，且口必微渴也。豆卷茯苓皮蒼朮皮，滑石藿香鮮荷葉，通草桔梗等味宜，不惡寒者去蒼朮。此條陽濕傷表，故用藥即從三焦分泄，不專解表。因其有汗也，故不惡寒者，便去蒼朮皮。

陰濕傷表，無汗，用發表；陽濕傷表，有汗，用解肌，暗合仲景麻黃、桂枝之意，宜究心焉。

原註：此原本第三條。

濕重於熱

濕熱舌白用辛開，厚樸半夏菖蒲草果煨。遍舌白苔爲濕盛，口雖微渴勿疑猜。遍舌白苔滿佈，爲濕邪極盛之候。口雖微渴，乃液不上昇，非有熱也，故重用辛開以達邪。

原註：此原本第十二條。

濕熱參半

濕漸化熱舌尖紅，餘濕猶滯舌根白。蔻仁半夏大豆卷綠豆衣六一散連翹，辛泄之中佐清熱。此濕熱參半之證。辛泄濕邪，慮其劫液，故只取蔻仁、半夏、菖蒲等之辛通，而不取蒼朮、川樸、草果之辛烈；甘涼清熱，慮其滋濕，故只取豆卷、連翹、綠豆衣、六一散之輕清，而不用鮮斛、知母、麥冬之滋膩也。用藥頗見斟酌，最宜熟玩。

原註：此原本第十三條。

濕熱蒙閉上焦

濕熱證初起，口渴身熱熾。脘悶或懊憹，眼閉時譫語。濁邪蒙上焦，高者越之是。枳殼桔梗梔子淡豆豉宜，無汗乾葛使。此濁邪蒙閉上焦，故脘悶懊憹，眼欲迷閉者，清陽之氣不舒也。時譫語者，氣分熱熾，心包受爍也。然驗其舌，必有白苔，且病方初起，斷無熱邪即走心包之理，故知爲濁邪蒙閉上焦。經云『在上者引而越之』，故用梔、豉湧泄之劑，合枳、桔之開提，邪從上解矣。

原註：此原本第三十一條。

濕熱俱重

濕熱一二日，胸悶不知人，瞀亂大叫痛。鮮菖蒲草果厚樸檳榔，六一散芫荽各重用，或加皂角末地漿水煎藥臻。濕熱阻閼上中閉，病方初起散邪遵。此條濕熱俱重之候，阻閼上、中二焦，閉而不達，故胸悶不知人，瞀亂大叫痛。用藥以辛通散邪爲急，故用草果仁、檳榔、厚樸，直達膜原，以破濕熱穢惡黏膩之氣。鮮菖蒲開竅泄邪，六一散清熱利竅。取芫荽者，芫荽辛溫香竄，內通心、脾，外達四肢，能闢一切穢惡不正之氣，故痧出不快者，用之取效，今引用之，亦取內通外達以闢邪也。猶恐藥力不及，復以皂角末辛通開竅最捷。地漿水煎，取其水土交混，有澄而復清之意，能瀉濕中之熱也。

原註：此原本第十四條。

濕熱化風爲痙

濕熱證方三四日，即口噤而四肢急。此乃邪侵經絡中，甚則角弓爲痙厥。蒼耳子威靈僊鮮地龍，酒淬川連秦艽滑石，絲瓜藤與海楓藤，熄風通絡斯方合。此條乃濕熱化風爲痙。口噤，四肢拘急，甚則角弓反張，邪侵經隧之中，故用藥稍清濕熱，重用熄風通絡。濕熱痙厥每相連，肝膽三焦風火鬱。濕能生熱熱生風，風煽火熾亂神識。外竄筋經則成痙，內並膻中則爲厥。胃液乾枯風火炎，厥而不返終難活。傷寒厥者未必即痙，痙者未必即厥。若濕熱爲痙必致厥，爲厥則必致痙。蓋濕熱本在太陰、陽明二經，病在二經之表者，多兼少陽三焦，病在二經之裏者，每兼厥陰風木，以肝、膽、三焦同司相火。陽明、太陰之濕，久鬱則生熱，熱盛則少火皆成壯火，火動風生，而筋攣脈急則爲痙，風煽火熾而識亂神迷則爲厥，内外充斥，痙、厥並見。正氣猶存一線，則氣復反而生，胃津不克支持，則厥不回而死矣。所以治痙顧惜津液爲主。此方乃治痙證初見，津液尚在未傷，重用泄風通絡，正所以保其津液也。如津液已虧，不可拘執一方，當化而裁之可也。

原註：此原本第四條。

濕熱化火致厥

濕熱煩渴舌焦黄或焦紅，發痙神昏譫笑狂。邪爍心包營血耗，犀角羚羊銀花露與鮮菖蒲，連翹玄參鮮生地鉤鉤等，更要芳開至寶丹良。清熱救陰爲急務，此條言厥義當量。上條言痙，此條言厥。濕熱化火，逼爍營陰，心包受邪，神昏譫笑。用藥以清熱救陰爲急務，兼至寶丹開心包之邪也。可知但痙而未厥。且痙方初起者，猶可散邪通絡。若痙、厥相兼，當以救陰爲要。

原註：此原本第五條。

濕熱蘊結昏痓

濕熱昏痓用開泄，不效須知邪蘊結。涼膈散承氣湯相機從，大便不通脈數實。此係陽明實熱多，下奪陽明爲便捷。濕熱發痓，神昏笑妄，用清泄芳開不效者，須知熱邪蘊結，法非下奪不可，更審其脈洪數有力，其爲熱邪蘊結無疑。但上結於胸膈者，宜倣涼膈散；若下結於腸胃者，宜調胃承氣之例。此係陽明實熱，仍假陽明爲出路也。

原註：此原本第六條。

濕熱化火　充斥表裏三焦

濕熱化火熱邪燎，充斥表裏及三焦。煩渴舌焦紅或縮，斑疹胸痞自利鐃。壯熱神昏爲痓厥，陰津涸竭命難逃。急投大劑犀角羚羊角鮮生地，紫草玄參銀花露調，金汁鮮菖蒲兼蚌水，清火救液此方超。此條乃痓厥證之最重者。上爲胸痞，下爲熱利，外發斑疹，熱邪充斥表裏三焦，陰津消涸，勢極兇危，重用大劑涼火救液，希冀萬一。若未曾服過芳開者，兼投至寶丹；若已經芳開者，宜珠黄散。

原註：此原本第七條。

濕熱阻遏膜原

濕熱阻遏於膜原，寒熱分爭如瘧狀。檳榔厚樸草果柴胡蒼朮藿香菖蒲，半夏六一散達原倣。濕熱阻遏膜原，舌苔必白，心胸必痞，發爲瘧疾，是名『濕瘧』，與秋風成瘧有間，故倣吳又可達原飲加減，以達膜原之邪，合入不換金正氣散意，祛嵐瘴濕熱也。

原註：此原本第八條。

濕滯下焦

濕熱數日胸中痞，自利溺赤口渴膩。桔梗杏仁大豆卷澤瀉滑石茯苓豬苓，三焦開泄兼分利。此條以自利溺赤，濕熱滯下焦，故以分利爲主。又胸痞口渴，故佐桔梗、杏仁、豆卷，開泄上、中二焦，源清則流自潔矣。

原註：此原本第十一條

濕熱劫津　木火犯胃

濕熱證，四五日，口渴脈細數，胸中悶欲絕，乾嘔不止膽火衝，舌光如鏡胃津劫。宜用西瓜汁鮮生地汁甘蔗汁，濃磨木香香附烏藥鬱金啜。生津清熱佐疏通，不煎氣味俱全捷。此本營虧木旺人，邪犯陽明劫津液。幸無痰飲雜其中，此法施之爲熨帖。此條從胸悶欲絕，乾嘔不止，舌光如鏡上著筆，用方亦奇。不用煎者，取其氣之全耳。然幸無痰飲夾雜其中，故得用清法。

原註：此原本第十五條。

濕熱挾痰飲

濕熱內留挾痰飲，嘔吐黏痰清水併。滌飲降逆和少陽陽明，溫膽湯栝蔞碧玉進。此素有痰飲，而陽明、少陽同病，嘔吐清水，或痰多黏膩，乃濕熱內留，木火上逆。故用溫膽湯加栝蔞、碧玉散，滌痰降逆爲治。與上條嘔同而治異，正當參看。

原註：此原本第十六條。

濕熱犯上焦　肺胃不和

濕熱嘔惡無休止，晝夜不瘥如欲死。是因肺胃不相和，胃熱移肺肺還胃。川連蘇葉各數分，兩味煎湯服之美。肺胃不和，最易致嘔。今濕熱嘔惡不止欲死者，因肺胃不和，胃熱移肺，肺不受邪，還歸於胃也。

然多乾嘔，是屬上焦，併無酸水、苦水、脅痛等證，其非肝膽之嘔可知。又無清水黏痰，非痰飲又可知。夫治嘔之法，必用苦辛通降，然有分別，如嘔惡、吞酸、脅痛者，用佐金法，川連同吳萸服，直達肝經鬱結之熱；如嘔惡、胸痞、舌白者，川連同乾薑服，以開中焦之痞。此肺胃不和，嘔惡不止，用川連之苦降雖同，而用蘇葉之辛通則異。蓋蘇葉質輕，氣味辛芳，能宣通上焦肺胃，合川連之苦能燥濕，寒能清熱，以治濕熱在上焦作嘔，尤足稱爲神化，故本論云『煎湯呷下即止嘔。』

原註：此原本第十七條。

暑濕入肺

暑濕入肺爲咳嗽，甚至喘而不得眠。葶藶子六一散枇杷葉，瀉肺消暑濕邪宣。按：韓飛霞治久雨天行咳嗽頭痛，用六一散，葱、薑湯調服，應手取效。蓋甲己土運濕令，痰壅肺氣上竅，但泄其膀胱下竅而已，不在咳嗽例也。此方即師其意，加葶藶、枇杷葉瀉肺，同六一消暑濕，引從下竅而泄，化裁之妙也。

原註：此原本第十八條。

濕熱暑邪閉腠理

濕熱暑邪閉腠理，始終無汗胸中痞，肌肉微疼身熱燎，六一散一兩研末細，薄荷錢許泡湯調，服下頓時汗即至。六一散解肌利濕清熱，統治暑濕熱三焦之證。河間贊爲凡間僊藥。合上條併參，可知其功用之廣，活法在人，顧用者之巧拙何如耳。

原註：此原本二十一條。

濕熱傷營　風陽上逆

濕熱傷營風火昇，時時汗出熱仍蒸，忽然頭痛須防痙，女貞子生地玄參羚羊角鈎藤蔓荊子。此濕熱傷營，風陽上逆，故汗出熱仍不除，忽頭痛不止，須防成痙。藥用滋養營陰爲主，而熄風佐之。

原註：此原本第二十條。

濕邪傷陽

濕熱脈細舌苔白，身冷汗泄胸痞口渴。濕中少陰濕中太陰口不渴，濕中少陰則口渴。陽欲亡，茯苓益智仁人參附子白朮。上條熱傷營陰，風陽上逆，故以女貞子、生地、羚羊角、鈎藤等養營泄風爲治。此條濕邪傷陽，陽欲先亡，故以參、附、苓、朮等扶陽逐濕爲法。因其舌白、胸痞、脈細，知爲濕傷陽氣。更審身冷汗泄，知爲陽氣欲亡。口中雖渴，乃少陰本證，併非屬熱。故用溫法而無疑也。加益智醒脾陽，以濕從土化也。

原註：此原本第二十五條。

濕困脾陽

濕困脾陽但惡寒初起不熱，腹疼泄利脈沉弱諳，面黃不渴四肢倦，用藥須從溫法參。大順散方杏、薑、桂、甘。縮脾飲方草果、烏梅、砂仁、甘草、葛根、扁豆。來復丹方硫黃、硝石、青皮、陳皮、五靈脂、玄精石。等，冷香飲子附子、陳皮、甘草、淡乾薑、草果、效皆堪。此濕困脾陽之候。觀腹痛泄利脈沉，屬太陰裏證；又面黃口不渴，四肢懶倦，屬太陰外現之證；初起便惡寒而不身熱，是中於陰濕，非陽濕也。當用溫法無疑，但分輕重耳。或問何煎藥？曰：薑、附、苓、朮、川樸、益智等。虛者，參、附理中法。

原註：此原本第二十六條。

濕熱大汗亡衛陽

濕熱四五日，忽然大汗淋漓出，手足厥逆寒，脈細如絲或欲絕。觀其脈證似亡陽，神清語亮非陽脫。況其起坐能自如，又見莖痛兼口渴，此乃大汗亡衛陽，濕熱之邪仍阻結，表裏不通脈故伏。仍須去濕兼清熱，五苓散去朮加生黃芪皮，酒淬川連並滑石。原文云：『濕熱證，四五日，忽大汗出，手足冷，脈細欲絕，口渴莖痛，而起坐自如，神清語亮，乃汗出過多，衛外之陽暫亡，濕熱之邪仍結，一時表裏不通，脈故伏，非真陽外脫也。宜五苓去朮，加滑石、酒淬川連、生黃芪皮。』徐鑒泉曰：『此條脈證全似亡陽之候，而獨於舉動聲音神氣中得其真情。噫！此醫之所貴識見也。』按：五苓散去白朮者，以濕熱仍結於中，而朮性守中故也。口渴莖痛，故加川連、滑石。汗太多，故加生耆皮固衛陽。合桂、苓、豬、澤四味，通陽消暑去濕，恰如其數。

原註：此原本第二十九條。

熱深厥深　下體客寒

濕熱證發神昏痓，設兼陰縮兩足冷，實熱虛寒須細審。發痓神昏，多由熱盛。而陰縮足冷，又似虛寒。故須細審，具如下文。虛寒便利脈沉微，既見陰縮足冷，又見泄利脈沉微，雖神昏發痓，亦屬虛寒陽氣欲脫之候。實熱便秘渴喜飲。既見昏痓，又便秘不通，煩渴喜飲，雖陰縮足冷，亦屬熱深厥深之候。諦觀本證無一虛，知由下體客寒進。既無下利脈沉微，則非虛寒矣。何故足冷陰縮？始知下體受寒，一時營氣不通使然。不但證非虛寒，併非上熱下寒之可擬也。只用辛溫之品煎湯熏熏洗兩足，治法仍從濕熱訂。仍用清泄之法

原註：此原本第三十條。

胃津劫奪　邪熱內據

濕熱劫津邪內據，舌硬苔黃起芒刺，神昏譫語不知人，囊縮搐搦危極矣。鮮生地鮮首烏蘆根鮮稻根，甘涼潤下無傷胃，脈若有力大便堅，大黃加入方相配。胃津劫奪，熱邪內據，既已昏痙，又見舌硬囊縮，爲厥陰之死候。幸脈不微細，尚見弦緩，故倣承氣之例，以甘涼易苦寒，潤下泄邪，不傷胃氣。若脈有力，大便不解，大黃亦可加入也。

原註：此原本第三十五條。

熱邪入營　迫血妄行

熱毒入營邪欲泄，上下失血口鼻及前後二陰皆失血或汗血。從汗孔出血，名曰：『血汗』。大劑犀角地黃湯，犀角、地黃、丹皮、赤芍。銀花連翹茜草紫草加無失。熱毒入營，營血如沸，而致上下失血，或汗血，勢極危矣。而猶不即壞者，以毒從血出，生機在是，大進涼血解毒，救陰泄邪，邪解而血自止矣。血止後須進參、耆善後乃得。

原註：此原本第三十三條。

邪入厥陰　主客交渾

濕熱證經七八日，口不渴而聲不出，飲食不討亦不卻，神昏不語形默默。此邪深入厥陰經，主客交渾難解釋。芳香涼泄俱無效，加減三甲散方合，醋炒鱉甲生天蟲，土炒穿山甲酒醉地鱉，柴胡桃仁等味參，破滯通瘀邪自撤。此邪入厥陰，主客又交渾，氣滯血瘀，邪不得泄，故用吳又可三甲散加減，去龜甲之滋，䗪蟲之猛，牡蠣之澀，加入酒醉地鱉蟲，柴胡、桃仁，直入厥陰，破滯通瘀泄絡，而邪解矣。

原註：此原本第三十四條。

濕熱中虛　昇降悖逆

濕熱數日忽吐瀉，中氣虧損昇降乖。扁豆蓮心半夏苡仁，甘草茯苓生穀芽。甚者當參理中法，太陰憊甚用無差。原文云：『按法治濕熱證，數日後，忽吐下一時併至，非關藥誤，乃中氣虧損，昇降悖逆也。』法當和中，故用藥如此。若太陰憊甚，中氣不支，則非理中不可。

原註：此原本第二十二條。

餘邪內留　膽氣不舒

濕熱按法治，諸證悉皆已。惟獨目不瞑，瞑則夢驚悸。此係餘邪留，膽氣不舒耳。宜用薑汁炒棗仁，豬膽皮兼酒浸鬱李仁，膽以合膽酒引之，鬱李去滯下肝系，酸棗安神薑散邪，此方此法稱靈秘。古人治驚後肝繫滯而不下，始終目不瞑者，用鬱李之滑以去著。今病後濕熱餘邪內留，膽氣不舒，故目不瞑則驚悸夢惕，用豬膽皮以清膽熱，鬱李仁以下肝係。酒入於胃，其氣先注於膽，故借酒引鬱李入膽也。棗仁安神而制以薑汁，安神而兼散邪也。用藥如此，可謂心敏手靈者矣。

原註：此原本第二十七條。

餘邪蒙閉清陽　胃氣不舒

濕熱已解餘邪滯，蒙閉清陽胃不舒。知饑不食脘微悶，投劑輕清宣上奇。藿香薄荷佩蘭荷葉枇杷葉鮮稻，六般俱用葉相宜。蘆尖更有冬瓜子，此法時師知不知。此濕熱已解，餘邪蒙閉清陽，胃氣不舒，故脘中微悶，知饑不食，用極輕清芬芳之品，宣揚昇降上焦之氣。鮮荷葉昇清氣，佩蘭葉除濁氣，枇杷葉降肺氣，鮮稻葉資胃氣，鮮藿香葉、鮮荷葉辛涼散上焦之熱，蘆尖、冬瓜子甘淡泄上焦之濕，不涉一味重濁之藥。粗工當此，斷乎不能矣。

原註：此原本第九條。

下後正傷　胃氣不輸

濕熱開泄下奪後，惡證雖平元氣傷。神思不清唇齒燥，倦語不食溺數黃。胃氣不輸肺不佈，清滋膩藥不可嘗。木瓜甘草人參麥冬川斛，鮮蓮心鮮稻葉采鮮芳。生津醒胃和中氣，生穀芽湯煎藥良。濕熱證開泄下奪之後，惡候雖平，而元氣已傷，故神思不清，倦語不思飲食，溺數黃，唇齒乾，胃氣不輸，肺氣不佈，難用清滋膩濁之藥，故此生津和胃一法，清補元氣。江南之人體氣薄弱，最宜倣此。

原註：此原本第二十八條。

熱入厥陰　熱犯少陰

濕熱證已十餘日，腹時痛時圊血肛門熱。熱邪傳入厥陰經，左關弦數是其訣。治法宜倣白頭翁湯，入陰昇陽以涼血。仲景治熱痢下重，用白頭翁湯（白頭翁、北秦皮、黃連、黃柏）涼散厥陰之熱。今雖不下利，而肛門熱痛，腹痛圊血，安得不用此方乎！假如尺脈數少陰熱邪可徵而口乾渴，下利心煩咽痛或，熱邪直犯少陰經，豬膚涼潤方爲得。仲景云：『少陰病，下利咽痛，胸滿心煩者，豬膚湯主之。』王晉三解曰：『腎應彘而肺主膚，腎液下泄，不能上熏於肺，致絡燥而爲咽痛，又非甘草所能治矣。當以豬膚潤肺腎之燥，解虛煩之熱。白粉、白蜜緩於中，俾豬膚比類而致津液，從腎上入肺中，循喉嚨，復從肺出絡心，注胸中，而上、中、下燥邪盡解矣。』

原註：此原本第二十三條、二十四條。

餘邪滯絡

濕熱病後陰液虧，餘邪留滯絡中羈。口渴汗出骨節痛不已，元米湯泡于术奇。隔宿去术煎飲服，養陰逐濕好思維。病後濕邪未盡，陰液已傷，故口渴汗出。骨節隱痛不已，乃餘邪留滯經絡中也。此時救液則助濕，祛濕則劫陰，宗仲景麻沸湯之意，取氣不取味，走陽不走陰；用糯米湯泡于术，隔一宿去术煎飲之，養陰逐濕，兩擅其長，真匪夷所思者。

原註：此原本第十九條。

熱入血室

濕熱方張經水適來，神昏譫語舌無苔。脈滑數而胸腹痛，熱邪入血室要清開。犀角連翹西草貫仲銀花露，紫草鮮菖蒲重用該。熱入血室，晝則明瞭，夜則譫語，葉氏《溫熱論》中，較此條言之尤詳。

原註：此原本第三十二條。

《醫道傳承叢書》跋

（鄧老談中醫）

現在要發揚中醫經典，就要加入到弘揚國學的大洪流中去，就是要順應時代的需要。中華民族的精神，廣泛存在于十三億人民心中，抓住這個去發揚它，必然會得到大家的響應。中醫經典要宣揚，必須有中醫臨床作爲後盾。中醫經典都是古代的語言，兩千多年前的，現在很多人没有好好地學習《醫古文》，《醫古文》學習不好，就没法理解中醫的經典。但更重要的是中醫臨床！没有臨床療效，我們講得再好現在人也聽不進去，更不能讓人接受。

過去的一百年裏，民族虛無主義的影響很大，過去螺絲釘都叫洋釘，國内做不了。可現在我們中國可以載人航天，而且中醫已經應用到了航天事業上，例如北京中醫藥大學王綿之老就立了大功，爲宇航員調理身體，使他們大大減少太空反應，這就是對中醫最好的宣揚。

中醫是個寶，她兩千多年前的理論比二十一世紀還超前很多，可以説是『後現代』。比如我們的治未病理論，西醫就没有啊，那所謂的預防醫學就只是預防針（疫苗）而已，只去考慮那些微生物，去殺病毒，不是以人爲本，是拆補零件的機械的生物醫學。我們是仁心仁術啊！是開發人的『生生之機』的辯證的人的醫學！這個理論就高得多。那醫院裏的ICU病房，全封閉的，空調還開得很猛，病人就遭殃了！只知道防病毒、細菌，燒傷的病人就讓你盡量地密封，結果越密封越糟糕，而中醫主張運用的外敷藥幾千年來療效非常好！但自近現代西醫占主導地位後就不被認可。相比而言，中醫很先進，治病因時、因地、因人制宜，這是中醫的優勢，這些是機械唯物論所不能理解的。

治未病是戰略，（對一般人而言）養生重于治病。（對醫生而言）有養生沒有治病也不行。我們治療就是把防線前移，而且前移很多。比西醫而言，免疫學最早是中醫發明的，人痘接種是免疫學的開端。醫學上很多領域都是我們中醫學領先世界而開端的呢！但是，西醫認死了，免疫學就是打預防針！血清治療也有過敏的，並非萬無一失。現在這個流感他們西醫就沒辦法免疫，病毒變異太多太快，沒法免疫！無論病毒怎麼變異，兩千多年來我們中醫都是辨證論治，效果很好。西醫沒辦法就只好抗病毒，所以是對抗醫學，人體當做戰場，病毒消滅了，人本身的正氣也被打得稀巴爛了。所以，中醫學還有很多思想需要發揚光大。這兩年『治未病』的思想被大家知道了，多次在世界大會上宣講。中醫落後嗎？要我說中醫很先進，是走得太快了，遠遠超出了現代人的理解範圍，大家只是看到模糊的背影，因爲是從後面看，現代人追不上中醫的境界，只能是遠遠地看，甚至根本就看不見，所以也沒法理解。現在，有人要把中醫理論西醫化，臨床簡單化，認爲是『中醫現代化』。背離中醫固有的理論，放棄幾千年來老祖宗代代相傳的有效經驗，就取得不了中醫應有的臨床療效，怎麽能説是發展中醫？

中醫的優勢就存在于《神農本草》、《黄帝内經》、《八十一難》、《傷寒卒病論》等中醫經典裏。讀經典就是把古代醫家理論的精華先拿到，學中醫首先要繼承好。例如：《黄帝内經》給我們講陰陽五行、臟腑經絡、人與天地相參等理論，《傷寒論》教我們怎麽辨證、分析病機和處方用藥，溫病學是中醫臨床適應需要、沿着《内經》《傷寒》進一步的發展。中醫臨床的發展促進了理論的不斷豐富，後世中醫要在這個基礎上發展。所以，我有幾句話：四大經典是根，各家學說是本，臨床實踐是生命線，仁心仁術是醫之靈魂。

中醫文獻很重要，幾千年來的中醫經典也不限于四大經典，只是有些今天看不到了。從臨床的角度，後世的各家學說都是中醫經典的自然延續。傷寒派、溫病派……傷寒派一直在發展，不是停留在張仲景時代。歷史上，傷寒派中有『錯簡』的說法，其實是要把自己對醫學的理解塞進去，這也是一種發展。因爲臨床上出現的新問題越來越多，前代注家的理論不能指導臨床，所以要尋找新的理論突破。

中醫發展的關鍵要在臨床實踐中去發展。因爲臨床是醫學的生命線！我們當年曾經遇到急性胰腺炎的患者用大承氣湯就治好了，胃穿孔的病人只用一味白芨粉就拿下。嬰兒破傷風，面如豬肝，孩子母親放下就走了，認爲死定了；我們用燈心草點火，一燋人中，孩子『哇』地哭出來了；孩子一哭，媽媽就回來了，孩子臉色也變過來了；再開中藥，以蟬蛻爲主，加上僵蠶等，就治好了。十三燋火，《幼科鐵鏡》就有，二版教材編在書裏，三版的删掉了。十三燋火，是用燈心草點火燋穴位，百會、印堂、人中、承漿……，民國初年廣東名醫著作簡化爲七個穴位。

還有，解放後五十年代，石家莊爆發的乙腦就是用白虎湯清陽明内熱拿下的。北京發病時，當時考慮濕重，不能簡單重複，蒲輔周加用了化濕藥，治愈率百分之九十以上。過了一年廣東流行，又不一樣了。我參加了兒童醫院會診工作，我的老師劉赤選帶西學中班學員去傳染病醫院會診。當時，廣東地區發的乙腦主要問題是伏濕，廣東那年先多雨潮濕、後來酷熱，患者病機濕遏熱伏。中醫治療關鍵在利濕透表，分消濕熱，濕去熱清，正氣自復。

所以只要舌苔轉厚患者就死不了！這是伏濕由裏達表、胃氣來復之兆。廣東治療利濕透熱，治愈率又在百分之九十以上。我們中醫有很多好東西，現在重視還不夠。

我提倡要大溫課、拜名師。爲什麽要跟名師？名師臨床多年了，幾十年積累的豐富學術與經驗，半年就教給你了，爲什麽不跟？現在要多拜名師，老師們臨床多年了，經驗積累豐富，跟師學習起來就很快。讓中醫大夫們得到傳承，開始讀《内經》，可以先學針灸，學了針灸就可以立即去跟師臨床，老師點撥一下，自己親手取得療效之後就可以樹立强烈的信心，立志學習中醫。中醫思想建立起來、中醫理論鞏固了、中醫基本功紮實了，臨床才會有不斷提高的療效！之後有興趣可以學習些人體解剖等西醫的内容，中西彙通，必要時中西互補。但千萬别搞所謂的『中西結合』，中醫没水平，西醫半吊子，那就錯了。在人類文明幾千年發展過程中，中醫、西醫是互爲獨立的兩個體系，都在爲人類健康長壽服務。我不反對西醫，但中醫更人性化，『以人爲本』。現在也有好多西醫來學習中醫，把中醫運用到臨床，取得了很好的療效。我們年輕中醫值得深思啊！

大溫課就是要讀經典、背經典、反復體會經典，聯繫實踐，活學活用。我們這一代是通過學校教育、拜師、家傳、自學學成的中醫。新一代院校培養出來的年輕人要學好中醫，我很早就提出過：拜名師，讀經典，多臨證。臨證是核心，經典是不會說話的老師，拜師是捷徑。在沒有遇到合適的老師可拜時，經典是最好的老師！即使遇到合適的老師，經典也不可不讀，《論語》上說『溫故而知新』嘛！

在廣東我們已經很好地開展大溫課、拜名師活動。當年能夠戰勝非典，就是因爲通過我提倡的這種方式的學習，教育、培養出來了一批過硬的中醫大夫。現在，應該讓全中國、全世界了解中醫學的仁心仁術，使中醫學更好地爲人類健康長壽服務。希望年輕的中醫們沿著這個行之有效的方法加倍努力啊！

鄧鐵濤

邱浩、王心遠、張勇根據鄧鐵濤老中醫二〇〇八年八月十日講話整理，經鄧老本人審閱。